AF319103

PUBLICATIONS DU JOURNAL DES SCIENCES MÉDICALES DE LILLE.

ACTION COMPARÉE

DE L'ACIDE PHÉNIQUE

ET

DU SALICYLATE DE SOUDE

PAR

LE Dr HENRI DESPLATS,

Professeur de clinique médicale à la Faculté libre de Médecine de Lille,
Médecin de l'hôpital Sainte-Eugénie,
Membre correspondant de la Société médicale des hôpitaux de Paris, de la Société clinique,
de la Société médicale d'émulation, etc.

PARIS,
LIBRAIRIE J.-B. BAILLIÈRE ET FILS
19, RUE HAUTEFEUILLE, 19
(près du boulevard Saint-Germain)
1882.

PUBLICATIONS DU JOURNAL DES SCIENCES MÉDICALES DE LILLE.

ACTION COMPARÉE

DE L'ACIDE PHÉNIQUE

ET

DU SALICYLATE DE SOUDE

PAR

LE Dr HENRI DESPLATS,

Professeur de clinique médicale à la Faculté libre de Médecine de Lille,
Médecin de l'hôpital Sainte-Eugénie,
Membre correspondant de la Société médicale des hôpitaux de Paris, de la Société clinique,
de la Société médicale d'émulation, etc.

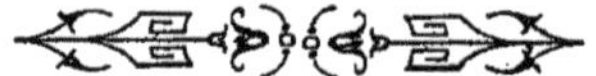

PARIS,
LIBRAIRIE J.-B. BAILLIERE ET FILS,
49, RUE HAUTEFEUILLE, 49
(près du boulevard Saint-Germain).
1882.

ACTION COMPARÉE

DE L'ACIDE PHÉNIQUE

ET

DU SALICYLATE DE SOUDE.

Depuis plusieurs années nous employons, dans notre service hospitalier et dans notre pratique privée, l'acide phénique et le salicylate de soude. A plusieurs reprises déjà nous avons eu l'occasion de signaler les heureux effets obtenus, dans les maladies fébriles, par l'emploi de l'acide phénique [1], aujourd'hui nous voudrions faire connaître quelques-uns de ceux que nous a donnés le salicylate de soude et montrer que l'acide phénique et le salicylate ont une action analogue et peuvent, dans diverses maladies, être substitués l'un à l'autre.

C'est surtout contre la fièvre que l'acide phénique a été préconisé et employé par nous, c'est surtout contre les douleurs du rhumatisme qu'on a recours au salicylate de soude. Nous essayerons de montrer d'abord que le salicylate est, comme l'acide phénique, un antipyrétique dont l'action est sûre,

---

[1] Voir nos deux mémoires sur l'action antipyrétique de l'acide phénique, la thèse de notre élève le Dr Van Oye, et notre réponse à M. Raymond (in *Journal des Sciences médicales*, 1880-81).

prompte et courte. Après cela, parallèlement, nous établirons que l'acide phénique est, en même temps qu'un antipyrétique infaillible, un analgésique presque aussi puissant que le salicylate.

I. — *Méthode d'observation employée.*

Avant de dire les résultats de nos observations, nous devons faire connaître la méthode qui nous a permis de les obtenir. Elle est nouvelle et assez difficilement applicable en clinique, aussi renonçons-nous à la voir adopter ailleurs que dans les services bien organisés et par les observateurs qui disposent de collaborateurs instruits et tout à fait dévoués (1). Il faut néanmoins que tous les médecins la connaissent, ne fut-ce que pour contrôler, au moins une fois, les faits que nous annonçons. Elle est simple, du reste, lorsqu'on ne veut l'employer qu'exceptionnellement, praticable en ville comme à l'hôpital, et ne demande que de la patience. Il faut, en effet, que le médecin s'astreigne à ne pas quitter son malade et à noter les variations du pouls, de la température, de la respiration, des sécrétions, etc., qui se produisent après l'administration du médicament. Depuis que cette méthode d'observation est régulièrement employée dans notre service, nous avons appris combien sont imparfaites et artificielles les courbes thermiques indiquant seulement les températures dites vespérales et matinales. Ces courbes, avec quelque soin qu'elles soient construites, quel que soit le zèle de celui qui a pris la température le matin et le soir, n'ont que l'apparence de l'exactitude. Loin de nous, certes, la pensée de dire qu'elles sont inutiles et qu'il faut y renoncer, telles qu'elles sont elles rendent trop de service pour cela! Nous croyons seulement intéressant

---

(1) C'est au concours de collaborateurs semblables que nous devons d'avoir pu suivre pendant des journées et des nuits entières les variations de la température d'un grand nombre de fébricitants. C'est à lui que nous devons une grande part des résultats que nous avons publiés depuis deux ans. Nous nous plaisons à citer particulièrement MM. les Drs Druon, Martin, Van Oye et Maquart.

de montrer qu'elles sont loin de mériter l'absolue confiance qu'on leur accorde, surtout quand les malades sont soumis à un traitement perturbateur. Qui ne sait, en-effet, que sous le nom de températures matinales et vespérales, on comprend, non les températures prises tous les matins et tous les soirs aux mêmes heures et dans les mêmes conditions, mais les températures prises à une heure quelconque de la matinée ou de la soirée? Qui ne sait que souvent les températures ne sont pas prises par la même personne, ni avec le même instrument? Qui ne sait, surtout, qu'on ne tient aucun compte des conditions dans lesquelles la température a été prise? Et cependant quelle influence n'exercent pas les repas, les visites, le changement de linge, les évacuations, l'administration des médicaments, etc. C'est surtout sur cette dernière cause que nous voudrions insister, les autres pouvant être évitées dans la pratique privée et dans les services cliniques bien dirigés qui disposent d'un personnel suffisant.

Il ne faut pas avoir une grande expérience de la sensibilité des fébricitants pour savoir que toutes les impressions se traduisent chez eux par des modifications thermiques. A ce point de vue, rien n'est indifférent : une porte ouverte, un voisin agité, une visite qui manque ou qui vient, un petit écart de régime, un changement de linge ou de lit, une évacuation, etc., tout agit, tout importe, aussi les malades doivent-ils vivre, autant que possible, dans la paix, et les occasions d'impressions nouvelles doivent-elles être écartées. Dans la pratique hospitalière on ne peut tenir aucun compte de ces mille nuances, si importantes cependant, il n'en est qu'une dont l'action nous frappe parce qu'elle se reproduit régulièrement deux fois la semaine : c'est celle des visites : qu'elles manquent ou qu'elles viennent, on est toujours sûr qu'elles seront marquées par une ascension souvent considérable : il y a eu écart de régime, disent quelques-uns préoccupés surtout des petites friandises que les visiteurs apportent aux malades ; écart d'impressions, disons-nous, car l'expérience nous a appris qu'ils sont plus fréquents et aussi à redouter que les petits excès alimentaires que peuvent se permettre des malades sans appétit et sans désirs.

A côté de ces modifications dues aux accidents de la vie, doivent se placer celles que provoquent les diverses médications auxquelles les malades sont soumis. On recherche cette action le plus souvent sur l'ensemble de la courbe, mais, avant nous, on ne s'était pas demandé si cette action n'était pas immédiate et ne pouvait même pas s'effacer dans l'intervalle de deux visites. Pendant plusieurs années nous avons été, nous mêmes, victime de cette cause d'erreur et avons laborieusement construit des courbes qui, aujourd'hui, sont sans valeur. Nous pourrions citer de récents et consciencieux travaux dont les conclusions sont infirmées par la connaissance de ce fait, que les médicaments employés ont une action immédiate sur la température. Nous ne citerons comme exemple que le remarquable mémoire de M. Hallopeau sur *le traitement de la fièvre typhoïde par le calomel, le salicylate de soude et le sulfate de quinine.* Ce travail qui repose sur de nombreuses observations et contient une vingtaine de courbes, nous rappelle nos premières recherches sur l'emploi de l'acide phénique : les courbes sont tout à fait semblables, et on substituerait les nôtres aux siennes que M. Hallopeau lui-même ne pourrait les reconnaître. C'est que, dans les deux cas, l'évolution naturelle de la température a été troublée d'une manière irrégulière qu'on ne peut traduire en loi. Tel jour, en effet, nous constations, le soir, au moment où le thermomètre aurait dû marquer une ascension, un abaissement très net qui nous semblait indiquer un amendement, tandis que le lendemain, au lieu d'un abaissement, nous notions une élévation. Cela se reproduisait ainsi pendant tout le cours de la maladie, sans qu'il nous fût possible d'assujettir ces variations à une règle.

- Aujourd'hui, ces faits obscurs sont devenus très clairs pour nous, car nous savons que, si le thermomètre est appliqué une heure et demie ou deux heures après l'administration du médicament, il indiquera un abaissement, tandis que s'il est appliqué trois ou quatre heures après, il marquera une élévation. Quand donc on voit figurer sur des courbes des chutes inexpliquées, il faut toujours s'enquérir de ce qui a précédé et particulièrement rechercher si on n'a pas administré un médicament dont l'action est défervescente. Nous insistons beaucoup sur ce fait, parce qu'il a une grande importance et donne l'explication des résultats contradictoires que certains observateurs ont publiés. Ainsi, nous savons qu'à l'heure actuelle, se font, non loin de nous, des recherches sur le salicylate de soude dans la fièvre typhoïde, et que la température est seulement notée le matin et le soir. Nous ne sommes pas surpris que les résultats obtenus soient contraires à l'action antipyrétique. Que l'on change de méthode et qu'on suive, seulement pendant trois heures, ce qui se passera chez un typhique auquel on aura donné deux ou trois grammes de salicylate et les résultats seront différents. C'est que, ainsi que nous allons le montrer dans le chapitre suivant, le salicylate de soude n'a d'action sur la fièvre que pendant les heures qui suivent son administration.

II. — *Le salicylate de soude est, comme l'acide phénique, un médicament antipyrétique dont l'action est* SÛRE, PROMPTE *et* COURTE.

Les premiers observateurs qui constatèrent les propriétés antiseptiques de l'acide salicylique eurent l'idée d'utiliser son action contre les fièvres infectieuses. Ils l'employèrent d'abord contre l'infection purulente, les fièvres éruptives, la fièvre typhoïde et plus tard contre les fébriphlegmasies.

Les conclusions auxquelles ils arrivèrent sont contradictoires; nous allons les résumer d'après les travaux que nous avons pu consulter, surtout d'après le mémoire de M. G. Sée.

Buss, de Saint-Gall, John, Nathan affirment avoir toujours noté apres l'administration de l'acide salicylique un abaissement de température très évident.

« Miers déclare avoir constaté, dans l'espace d'une ou deux heures après l'injection de l'acide salicylique, un abaissement de 2, 3 et même 6 degrés centigrades. Goldammer, Boelt, Brand et surtout Butt abondent dans le même sens [1]. »

Par contre Wolfberg, à la clinique de Ziemssem, à Munich, n'a le plus souvent obtenu que des abaissements de température passagers, insignifiants ou nuls. Zimmermann, de Grifswald, et Martelli sont arrivés aux mêmes résultats.

En France, MM. Gueneau de Mussy, Oulmont, Hérard, Jaccoud, Hallopeau admettent l'action défervescente de l'acide salicylique, mais M. G. Sée la nie. « La conclusion de toutes mes recherches expérimentales et cliniques, dit-il, est entièrement défavorable à cette médication ; l'acide salicylique ne saurait être considéré comme un antipyrétique. »

« Cette donnée, ajoute-t-il, s'applique aussi bien aux phlegmasies fébriles, aux fièvres symptomatiques qu'aux pyrexies spécifiques. Il n'y a pas un seul fait qui prouve en faveur de l'acide salicylique dans le traitement de la pneumonie, de l'érysipèle, ni d'aucune inflammation fébrile, ni de la tuberculose. Il n'y a qu'un seul genre de phlegmasie qui échappe à cette loi, c'est le rhumatisme aigu, fébrile. » Nos conclusions sont absolument contraires à celles de M. G. Sée, aussi regrettons-nous que cet observateur se soit borné à donner ses résultats sans citer un fait, ni indiquer la méthode d'observation qu'il a employée. Nous aurions été heureux de connaître ses expériences et de les reproduire avant de les contester.

Depuis 1877, nous avons eu bien des fois l'occasion de couper des fièvres rhumatismales par le salicylate de soude, dont l'action est absolument la même que celle de l'acide salicylique, mais ce n'est que depuis un an environ que nous avons utilisé l'action antipyrétique de cet agent dans d'autres fièvres. Les expériences furent d'abord faites dans notre service par notre interne, M. Rome, avec l'acide salicylique,

---

(1) Mémoire de G. Sée.

depuis, elles ont été reproduites par nous avec le salicylate de soude. Nous ne donnerons que les derniers résultats, M. Rome se réservant de publier les siens dans un travail spécial. Les conclusions de M. Rome et les nôtres sont, du reste, identiques.

Nous avons procédé pour le salicylate de soude comme nous avions procédé pour l'acide phénique. Prenant successivement divers types de fièvre, nous avons administré, en une fois, 2, 3 ou 4 gr. de salicylate et nous avons inscrit les résultats. Nous nous bornons à en reproduire quelques-uns pour donner plus d'autorité à nos affirmations. En regard, nous mettons les résultats obtenus avec l'acide phénique.

Obs. I. — *Fièvre typhoïde.* — St-Honoré, n° 3. Homme de 31 ans, malade depuis trois semaines. Traité jusque-là par l'acide phénique, qui avait produit ses effets habituels. Le 10 décembre, il refusa de prendre sa limonade phéniquée.

Le 11 on lui donna, pour la première fois, du salicylate.

à 2 h. 40, T. 40°4, P. 108.

   3 h.   On donne 2 gr. de salicylate en poudre.

   3   20. Moiteur de la face.

   3   50, T. 40°,   P. 108. Sueurs abondantes.

   4   10,   39°8.

   4   35,   39°6, P. 108.

   5   30,   39°6,   108. Les sueurs ont cessé.

Ce jour-là on ne put suivre l'ascension.

Le 12 décembre :

à 8 h. 30, T. 39°3.

   9   30,   39°6, P. 108. La température monte. *On donne 3 gr.*

  10   Sueurs abondantes.

  10   30,   38°8.   Id.

  11   38°6.   Id.

  11   20,   38°2, P. 90.   Id.

  12   37°5.

En deux heures la température a baissé de plus de deux degrés,

comme si on eût administré de l'acide phénique. Nous allons la voir
remonter de la même manière :

    1 h. 45, T. 38°8, P. 108. Le malade dit avoir éprouvé une
sensation de froid sans claquements
de dents ni frissons.

2	25,	39°2,	114.
3		39°4.	
3	50,	40°2,	120.
5		40°2.	

13 décembre :

    2 h. 45, T. 40°2, P. 120.

3			2 gr. de salicylate.
3	30,	40°5.	Pas de sueurs.
4	50,	39°6.	Sueurs abondantes.

16 décembre :

9 h.		T. 39°5.	3 gr. de salicylate.
10		38°9.	Sueurs abondantes.
10	10,	38°6.	Id.
10	30,	38°3.	Id.
11	20,	37°6.	Id.

à 4 h., le thermometre marque 40°.

Cette première observation montre : que l'abaissement est
obtenu quel que soit le moment de l'administration et propor-
tionnellement à la dose administrée, qu'il s'accompagne d'hy-
pérémie cutanée et de sueurs, et qu'il est bientôt suivi d'une
nouvelle ascension qui donne lieu à une sensation de froid.

C'est l'exacte reproduction des phénomènes notés après
l'administration de l'acide phénique.

Obs. II. — Marie Lehai (Thèse de Van Oye, p. 89), atteinte de
fièvre typhoïde.

    9 septembre, à 4 h. 15, T. 40°1. Lavem. de 1 gr. d'acide phén.

4	45,		Hypérémie, sueurs commençantes.
5		39°8.	
5	30,	38°8.	
6		38°4.	
6	30,	37°8.	
7			Frisson et ascension.

OBS. III. — *Variole au commencemeut de la période d'éruption.* — Fille de 20 ans, enceinte de six mois. Début brusque le 3 février au soir. Depuis lors les symptômes ordinaires, céphalalgie, douleurs lombaires et épigastriques, nausées, etc., ont été croissant.

Le 7, apparition de taches rosées sur la figure et la poitrine.

à 4 h. 30, T.40°5, P.140, R.46. Anxiété extrême, céphalalgie extrême. Salicylate, 3 gr.

4 45, 40°4.

5   39°4, 150, 48. Moiteur générale; la malade se sent mieux.

5 45, 39°3, 130, 48.

6 15, 39°2, 132, 44. La peau redevient sèche et la malade se couvre en disant qu'elle a un peu froid. L'allègement des douleurs persiste.

6 45, 39°4, 140, 46. La sensation de froid a disparu.

En résumé : Température abaissée de 1°3 en 1 h. 3/4 ; au bout de ce temps, réascension de 2 dixièmes seulement, soulagement très rapide de la céphalalgie et des douleurs lombaires persistant plusieurs heures ; sueurs marquées.

Dans les mêmes conditions, l'acide phénique produit les mêmes effets :

OBS. IV. — Vandenbreden Marie, 21 ans, fileuse, atteinte de variole. Le 22 septembre, elle a de la céphalalgie, de la rachialgie et des nausées. On découvre cinq ou six papules sur le front.

à 10 h.   T.40°5. Lavement contenant 1 gr. d'acide phén.

10 30, 40°2. Face rouge, sueurs légères.

11   38°6. La céphalalgie et les nausées ont disparu, sensation de froid.

En une heure, abaissement de 1°9, diminution de tous les phénomènes pénibles ; ascension très rapide après.

OBS. V. — *Accidents puerpéraux.* — Florentine H., fileuse, 21 ans. Accouchement normal le 17 janvier. Reprise du travail le 2 février. A partir de ce moment, fièvre accompagnée de sueurs et douleurs dans les membres.

Le 6 février, signes de bronchite généralisée, douleurs dans l'épaule gauche et dans le mollet du même côté qui est rouge et tuméfié; fièvre. T. 39°6.

Le 7, à 1 h. 30, T. 40°, P. 128. 3 gr. de salicylate.

2	15,	39°6.	Les sueurs commencent.
2	45,	38°9.	Sueurs abondantes.
3	30,	38°4.	Id. Les douleurs ont diminué; ni bourdonnements, ni nausées.
4	40,	37°8.	
5	10,	37°8.	
5	45,		Sensation de froid, sans frisson.
6	15,	38°7.	
6	35,	39°2.	

Une dose de 3 gr. de salicylate a rapidement amendé les douleurs et abaissé la température de 2°2 en trois heures.

Le 8, à 2 h. 45, T. 40°4. 3 gr. de salicylate.

3	30,	40°2.	Un peu de sueur.
4	10,	39°9.	Id.
4	25,	39°7.	Id.
4	35,	39°6.	Les sueurs sont difficiles. On donne encore 3 gr. de salicylate.
5	30,	38°9.	
6	20,	38°8.	Sueurs peu abondantes.
6	45,	38°6.	
9		38°6.	Légère moiteur.

L'effet fut moins sensible que le premier jour, mais cependant très net.

Pneumonie.— Le salicylate ne s'est pas montré moins actif dans les fébriphlegmasies. Nous pourrions citer un plus grand nombre de faits, mais nous nous bornons aux deux suivants :

Obs. VI.— Flipo Auguste, 49 ans. Il y a quatre jours il fut pris de frisson et de toux. Au moment de son entrée à l'hôpital, il offrait tous les signes de la bronchite généralisée. Pendant la nuit, nouveau frisson qui dura une heure avec point de côté à droite. Le matin quelques crachats rouillés, souffle et râles crépitants. Temp. 40°8.

à 11 h.,		40°.	On applique sept ventouses scarrifiées.
3	15,	39°.	3 gr. de salicylate.
3	35,	39°.	
4	30,	38°8.	Un peu de moiteur.
5		38°7.	3 gr. de salicylate.
5	40,	38°4.	
6	10,	38°6.	
7		38°6.	
9		38°5.	

OBS. VII. — St-Louis, n° 15. — Femme de **44** ans. Frisson le **5** février. Le 7, signes de pneumonie du sommet gauche. Temp. 41°. 8, à 8 h., 39°9 ; à 11 h. 30, 40°. On administre **3** gr. de salicylate et l'on obtient les résultats suivants :

11 h.	40,	40°1.	
12	30,	39°4.	
1	45,	39°8.	
3	30,	40°3.	
9 février. 8 h.,		40°7.	
11		40°8.	**4** gr. de salicylate.
11	30,	40°4.	Sueurs légères.
12	15,	39°6.	
1	30,	40°1.	

En une heure un quart la température avait été abaissée de 1°2, mais pour peu de temps.

Ces faits suffisent, nous semble-t-il, pour confirmer notre proposition : le salicylate de soude a, comme l'acide phénique, une action antipyrétique sûre, prompte et courte. Ils suffisent aussi pour expliquer le désaccord des divers auteurs, affirmant ou niant les propriétés antipyrétiques du salicylate et de l'acide salicylique. Ces propriétés sont incontestables ; seulement, pour les constater, il faut ne pas quitter les malades, car elles sont très fugitives [1].

---

(1) *Action antipyrétique de la résorcine.* — Depuis que ce travail est terminé, nous avons entrepris des expériences sur la résorcine, composé de la série aromatique se rapprochant par plusieurs de ses propriétés du phénol, de l'acide

III. — *Comme le salicylate de soude, l'acide phénique a une action analgésique très sûre.*

Les chirurgiens ont plusieurs fois signalé l'action anesthésique ou analgésique de l'acide phénique appliqué sur les plaies ; dernièrement même notre collègue M. Guermonprez a publié plusieurs faits montrant que cet agent, employé en pulvérisations, peut calmer des douleurs très vives et faciliter de petites opérations ; mais ce n'est pas de cette analgésie que nous voulons parler. Nous voulons nous occuper seulement de celle que procure l'administration à l'intérieur de ce médicament.

---

salicylique, du thymol, etc. Ce composé, étudié en Allemagne par Andeer, en Suisse par Lichteim de Berne, en France par Dujardin-Beaumetz et Callias, a, d'après ces auteurs, des propriétés antiseptiques très nettes (Voir *Bulletin de Thérap.* 1881, et *Journal des Sciences méd. de Lille*, 5 mai 1882, art. de E. Schmitt). Pour Lichteim, il abaisserait la température des fébricitants, surtout dans les cas de fièvre intermittente et de typhus abdominal léger. Cet abaissement ne persisterait qu'une heure ou deux, aussi est-il nécessaire d'observer le malade d'une manière suivie comme nous l'avons fait chez nos fébricitants phéniqués ou salicylés. C'est parce qu'ils ne se sont pas conformés à cette méthode que Dujardin-Beaumetz et Callias n'ont pas obtenu les mêmes résultats que Lichteim. Nous-même avons toujours noté un abaissement de température, même dans les cas de phlegmasie.

Les faits que nous avons à citer étant absolument semblables à ceux qui se trouvent dans le corps de notre travail, nous n'en publierons que deux :

X., 40 ans. — *Fièvre typhoïde à la période d'état.*

11 mai, à 4 h. 55 . T. 40^0. 2 grammes de résorcine.
     5   10, 39^06. Sueurs abondantes.
     5   40, 39^03.   Id.
     5   50, 39^01.

Ce jour-là, l'observation ne put être continuée.

12 mai, à 4 h. 15 . T. 40^02. 3 grammes de résorcine.
     4   30,   Un peu d'excitation cérébrale. Respiration accélérée.
     4   45, 40^0. Sueurs. Excitation disparue.
     5   39^03. Sueurs.
     5   15, 38^07.   Id. Bien-être.
     5   30, 38^07. Plus de sueurs
     5   45, 38^08.   Id.
     6   38^08.   Id.

Elle est très nette déjà chez les fébricitants, quelle que soit la cause de leur fièvre. Presque toujours ils éprouvent de la céphalalgie, de la rachialgie, des malaises divers ; aussitôt que la température s'abaisse, tous ces phénomènes pénibles s'atténuent et disparaissent même complètement. Le plus souvent ils se réveillent avec la fièvre.

Chez les fébricitants, le salicylate de soude produit les mêmes effets, mais il a en outre une action spécifique sur les douleurs du rhumatisme ; que celui-ci soit fébrile ou apyrétique, les douleurs qu'il provoque sont calmées, au moins temporairement, si l'on administre des doses suffisantes. Notre expérience nous permet de dire qu'avec l'acide phénique on obtient des résultats moins tranchés mais analogues. Plusieurs fois nous l'avons administré à des rhumatisants et nous avons pu le constater. Voici quelques-unes de nos observations :

Obs. VIII. — R. Jules, 24 ans, entré le 10 novembre 1880. Ce

B., 24 ans. — Fièvre typhoïde à la période d'état.

12 mai, à 4 h. 15,	T. 40°6.	2 grammes de résorcine.
4	30,	40°.	Sueurs.
4	45,	39°7.	Id.
5		39°5.	Id.
5	15,	39°2.	Id.
5	45,	39°1.	
13 mai, à 4 h. 15,	T. 40°8.	2 gr. 50 de résorcine.
4	30,	40°8.	Moiteur.
5		39°6.	Sueurs abondantes.
5	15,	39°4.	
6		39°4.	

On peut donc dire que, pour ses propriétés antipyrétiques, la résorcine est comparable à l'acide phénique et à l'acide salicylique. Elle a sur ces composés deux avantages : sa grande solubilité (89 %) et l'absence d'odeur et de goût. Il ne lui manque plus que d'être dans le commerce courant pour devenir un médicament d'un usage habituel, car le prix de celle que notre collègue M. Schmitt a fait venir de Darmstadt est peu élevé. Il nous a paru que l'action de la résorcine était plus prompte et moins prolongée que celle de l'acide phénique.

malade fut atteint, à l'âge de 9 ans, de tumeur blanche du genou gauche, et amputé quatre ans après.

Le 3 novembre il fut pris de fièvre et de douleurs vives dans le pied droit. Le lendemain la fièvre persistait et les douleurs avaient gagné le genou. Le 7 elles s'étendaient aux épaules et les jours suivants aux membres supérieurs.

Le 10 la fièvre persistait (39°), les douleurs étaient généralisées, plusieurs articulations tuméfiées, et le premier bruit du cœur légèrement soufflant à la pointe. Pendant la nuit, les phénomènes s'aggravaient encore, et le 11 il était très souffrant et avait 39°2. On lui prescrivit des lavements phéniqués.

à 2 h.   39°2. Douleurs vives ; lavement de 1 gr.

3   38°8. Sueurs abondantes.

3   25,   38°6. Les sueurs continuent; les douleurs diminuent.

4   38°.

4   30,   37°5. Presque plus de sueurs ; à peine quelques douleurs dans le genou.

5   30,   39°.

8   39°. Le malade ne souffre plus que lorsqu'il remue.

Pendant cette première journée, les douleurs disparurent avec la fièvre mais ne reparurent pas avec elle.

La nuit fut meilleure que les précédentes ; le lendemain, le malade éprouvait encore quelques douleurs dans la main gauche, mais remuait facilement la jambe.

à 8 h.   38°8.

midi,   39°2.

2 h.   39°2. Douleurs aiguës dans le poignet gauche, lavement de 1 gr.

2   40,   Moiteur.

2   45,   39°. Sueurs abondantes.

3   38°8. Même état ; lavement de 1 gr.

3   15,   38°5. Sueurs très abondantes; les douleurs diminuent.

3   30,   38°3. Les sueurs continuent ; les douleurs diminuent toujours.

3   45,   38°2.

4   38°1. Lavement de 1 gr.

5   37°8.

5   15,   37°6. Les sueurs continuent ; les douleurs ont complètement disparu ; le malade se trouve très bien.

6   37°7.

13 novembre. — On donne encore de l'acide phénique , le malade éprouvant quelques douleurs.

14. Plus de douleurs, plus de traitement.

15.   Id.

16. Quelques légères douleurs dans le poignet : 2 lavements de 50 centigr. d'acide phénique.

17. Pas de traitement.

18. Douleurs beaucoup plus vives : 4 gr. d'acide phénique.

19. Douleurs très diminuées : même traitement.

20. Plus de douleurs : le traitement est suspendu.

Obs. IX. — Pardon Pierre , 15 ans. Malade depuis huit jours au moment de son entrée, le 23 novembre 1880. Les articulations de la main droite et celles du pied droit sont douloureuses , tuméfiées et rouges. Fièvre modérée (38°2), céphalalgie assez prononcée. Souffle à la pointe et au premier temps.

Le 24, l'état est le même. On donne quatre lavements phéniqués de 50 centigr.

Le 25 il y a un mieux sensible : la rougeur, le gonflement et la douleur ont notablement diminué. La température est à 37°4 ; le soir elle remonte à 38°. Même traitement.

26. Matin, 37°6 ; soir, 37°4. Le gonflement , la rougeur et la douleur ont disparu.

27. La guérison est complète. Temp. 37°.

Pendant les jours suivants , la guérison se maintient et le malade sort le 4 décembre.

Obs. X.— Planquart Désiré, peintre, 35 ans. Ce malade, qui n'a jamais eu de rhumatismes, se donna une entorse il y a une quinzaine de jours. Il éprouva des douleurs , eut du gonflement de l'articula- tion et une légère ecchymose au niveau de la malléole externe. Ces phénomènes, qui ne l'avaient pas empêché de marcher, avaient com- plètement disparu lorsque, le 16 novembre 1880 , il fut pris de dou- leurs dans le gros orteil et le genou droits. Bientôt apparut un gon- flement très marqué. On appliqua vainement un vésicatoire, de la teinture d'iode, etc., pendant que le malade gardait le repos. Rien n'y fit pendant plus de huit jours.

Le 23 novembre il entra à l'hôpital, éprouvant de vives douleurs dans le gros orteil et le genou droit. Celui-ci mesurait 38 centimèt., tandis que celui du côté opposé n'en avait que 30.

Le 24, on prescrivit un vésicatoire sur le genou et une pilule d'extrait thébaïque.

25. Le vésicatoire n'avait pas pris et les douleurs avaient cependant un peu diminué, le malade ayant bien dormi. Les dimensions du genou étaient les mêmes. Quatre lavements phéniqués de 0,50.

26. Les douleurs sont moindres.

27. Le malade dit ne plus souffrir.

29. Le gonflement a complètement disparu.

Pendant les jours qui suivirent, il eut quelques reprises de douleur qui nécessitèrent le retour à l'acide phénique ; cependant, le 5 décembre, il passait sa journée au chauffoir, et le 10 il sortait complètement guéri.

Nous pourrions multiplier les exemples, si les trois que nous venons de donner ne nous paraissaient suffisants pour établir, non que l'acide phénique est aussi sûrement efficace contre le rhumatisme que le salicylate de soude et doit lui être substitué, mais qu'il a une action analogue.

IV. — *Doses. Mode d'administration. Mode d'action de l'acide phénique et du salicylate.*

Ainsi qu'on a pu le voir par les diverses observations dont nous avons cité des fragments, suivant les cas, l'acide phénique et le salicylate de soude ont été donnés à des doses très diverses : tantôt cinquante centigrammes et même vingt-cinq d'acide phénique ont suffi, d'autres fois il a fallu, pour obtenir les effets antipyrétiques ou analgésiques, donner un gramme, un gramme cinquante, deux grammes et même davantage. Pour le salicylate de soude les variations dans les doses ont été les mêmes : deux, trois, quatre, six grammes et plus ont dû être donnés pour obtenir l'effet poursuivi. Nous n'avons eu d'autre règle que la résistance du sujet. Nous examinerons dans le chapitre suivant si cette hardiesse offre des inconvénients ou si, au contraire, elle ne doit pas devenir la règle de tous les médecins qui se trouvent en présence d'une indication précise et d'un moyen infaillible de la remplir.

Le mode d'administration a varié : pour l'acide phénique, la voix rectale nous paraît préférable, à cause de la facilité qu'elle offre à l'introduction de solutions concentrées que l'estomac ne pourrait tolérer et à l'administration de doses massives que peu de malades acccpteraient en boissons. Nous croyons aussi qu'elle a un autre avantage : c'est l'action plus rapide.

Pendant la première période de nos expériences ayant constaté que la fièvre, quelle que fût sa nature, cédait toujours à l'administration de nouvelles doses de phénol, mais qu'elle remontait rapidement quelques heures après, nous eûmes l'idée d'administrer le médicament d'une manière continue à l'aide d'un siphon rectal. Au point de vue pratique, les difficultés que ce mode d'administration présentait furent rapidement vaincues, mais les résultats ne répondirent pas à nos espérances. Depuis, nous avons encore expérimenté ce mode d'administration, mais nous avons dû y renoncer définitivement après avoir constaté qu'il est moins efficace pour modérer la fièvre que les injections intermittentes. Nous attribuons cette inefficacité des injections continues à la rapide élimination du médicament qui commence très peu de temps après l'introduction et ne permet pas qu'au moment où l'ascension devrait se produire, il en reste dans l'organisme une dose suffisante pour l'empêcher. Outre que la rapide apparition de l'acide phénique dans les urines a été très souvent constatée, nous pouvons invoquer, en faveur de cette interprétation, le fait bien des fois observé : qu'une même dose administrée en une fois ou d'une manière continue, même dans un temps relativement court, a des effets très différents : tandis que le lavement unique a produit rapidement les effets physiologiques prévus et l'abaissement thermique, l'injection continue n'a rien produit ou seulement des effets très atténués.

Nous recourons donc aux doses massives et intermittentes.

Il est rare que nous ne soyons pas obligé de donner, en une fois, cinquante centigrammes, un gramme ou un gramme cinquante dans chaque lavement. Ils sont renouvelés aussi souvent que la température l'exige[1]. Le thermomètre est le seul guide. En général, le renouvellement toutes les trois heures est suffisant.

Notre désir avait toujours été de trouver un mode d'administration plus simple et moins incommode pour les malades et ceux qui les assistent, aussi avons-nous fait de nombreuses tentatives pour composer des boissons dans lesquelles entrerait l'acide phénique. Pendant longtemps nous avons échoué, depuis quelques mois seulement nous faisons usage d'une limonade que le plus grand nombre des malades accepte. Elle contient pour 750 grammes d'eau, 3 gr. d'acide phénique et 1 gramme ou 1 gr. 50 d'essence de citron. Nous pouvons ainsi, suivant les cas, donner, toutes les trois heures, 125 ou même 250 gr. de cette solution, ce qui fait cinquante centigr. ou un gramme d'acide phénique.

Ce mode d'administration nous donne de bons résultats. Il nous permet, du reste, d'ajouter, quand le cas le nécessite, un ou deux lavements par jour.

Pour le salicylate de soude les difficultés d'administration sont moindres, le médicament pouvant être pris en paquets ou en solutions concentrées. Ordinairement c'est aux paquets ou aux solutions concentrées que nous avons recours. Le plus grand nombre des malades les accepte sans trop de répugnance. Il en est cependant dont l'estomac devient intolerant malgré tous les artifices employés. Il faut alors recourir aux lavements que les sujets intelligents arrivent rapidement à préférer, sur-

---

(1) Les résultats de la médication phéniquée appliquée au traitement de la fièvre typhoïde ont été publiés par notre élève M. le Dr Maquart (*Traitement de la fièvre typhoïde par l'acide phéuique*, Lille, 1882, broch. de 180 p.). Sur 50 cas observés en un an, il y a eu 22 cas bénins, tous ont guéri; 28 graves ou très graves, 4 sont morts : un de mort subite avec dégénérescence graisseuse du cœur, un de congestion pulmonaire aiguë, deux d'adynamie.

tout si, comme nous le conseillons habituellement, le médicament est donné à doses massives. Ce n'est pas, en effet, par cuillerées à bouche, comme une potion ordinaire, qu'il faut prendre les potions salicylées; ainsi prises, elles n'ont qu'une action très lente et incertaine, il faut les prendre en deux ou trois fois dans les vingt-quatre heures, alors on en obtient des effets sûrs et vraiment merveilleux; souvent. en moins d'une heure, la fièvre et les douleurs sont calmées et, en quelques heures, le malade reprend la liberté de ses mouvements. Aussi nous n'hésitons pas à conseiller trois, quatre et cinq grammes de salicylate en un seul lavement. Les effets gênants sont négligeables lorsqu'on les compare au bien-être qui en résulte pour le malade (1). Nous serons brefs sur le mode d'action et avouerons franchement qu'il nous échappe. Nous savons bien que chez les fébricitants, peu après l'administration de l'acide phénique ou du salicylate, la peau rougit, les glandes sudorales sécrètent abondamment, le pouls prend de l'ampléur, la température baisse, etc., et qn'en même temps que se produit ce mouvement d'expansion, le malade accuse un grand bien-être. Nous savons bien que ces effets ne durent que de une à trois heures en général, mais par quel mécanisme se produisent-ils? Y a-t-il là simplement une action sur le système nerveux central et par lui sur la circulation et les sécrétions dont les modifications amèneraient l'abaissement thermique, ou bien l'acide phénique et le salicylate ont-ils une action sur l'agent pyrétogène? Nous ne saurions le démontrer et, par conséquent, l'affirmer.

De sérieux motifs cependant permettent de penser que ce n'est pas seulement en modifiant la circulation et les sécrétions

---

(1) Un de nos élèves, M. le Dr Bels (*Des modes d'administration du salicylate de soude dans le rhumatisme*, Lille, 1882, broch. de 97 p.\), a étudié comparativement les divers modes d'administration du salicylate, et démontré, en s'appuyant sur des exemples pris dâns notre pratique, que le plus efficace est l'administration à doses massives. Depuis la publication de cette thèse, nous avons recueilli de nombreuses et importantes observations qui en confirment les conclusions.

que ces agents abaissent la température et modèrent ou suppriment tous les phénomènes fébriles. Outre qu'il existe, en effet, d'autres médicaments excitants de la circulation et des sécrétions dont l'action sur la température est nulle ou presque nulle ; le jaborandi et la pilocarpine, par exemple, qui ne nous ont jamais donné aucun résultat chez les sujets que l'acide phénique et le salicylate avaient soulagés ; nous avons souvent remarqué, et d'autres observateurs ont remarqué comme nous, que, quelquefois, l'abaissement thermique est très net, lorsque le pouls n'a pas sensiblement varié et que les sueurs n'ont pas apparu. Plusieurs fois même elles ont tout à fait manqué.

Quant à l'action sur l'agent pyrétogène encore inconnu, c'est une hypothèse plausible mais non encore démontrée. Nous avons fait des expériences pour la vérifier, mais les résultats sont trop contestables pour que nous les exposions.

Du reste quel que soit le mode d'action, les effets sont connus et cela suffit au point de vue où nous nous plaçons ici.

V. — *Inconvénients que peut présenter l'administration de l'acide phénique ou du salicylate de soude. — Objections qu'on a faites à leur emploi.*

Bien des accusations ont été portées contre l'acide phénique et le salicylate de soude. Il est à remarquer que c'est surtout par les médecins qui les ont peu ou point employés. On s'est demandé d'abord si on pouvait considérer comme un bien la disparition des accidents qu'ils sont destinés à combattre, si la fièvre dans les pyrexies ou les phlegmasies n'a pas un rôle utile, si les fluxions articulaires avec le cortège habituel de symptômes qui les accompagnent ne sont pas la manifestation la moins grave du rhumatisme, et si, à ce titre, on ne doit pas les respecter, dans la crainte de celles qui pourraient les remplacer. Ces objections sont abandonnées depuis qu'il est généralement admis que l'élévation thermique, lorsqu'elle est extrême, crée un danger et, lorsqu'elle est modérée et durable, engendre des lésions organiques secondaires souvent irrémédiables.

Quant aux fluxions articulaires, il est vrai qu'elles sont moins à redouter que les autres manifestations rhumatismales, mais il faut se garder de croire que leur disparition favorise les lésions viscérales, au contraire elle les éloigne et les rend moins menaçantes, car l'expérience montre que moins longtemps dure le rhumatisme articulaire, plus rares et moins graves sont les complications viscérales qu'il engendre.

La seconde objection ou plutôt la seconde accusation portée contre la médication défervescente par l'acide phénique ou le salicylate de soude est basée sur les accidents que l'administration de ces agents entraîne. On les a rendus responsables de toutes les complications, insolites ou non, dues à la maladie elle-même (accidents cérébraux, albuminurie, manifestations pulmonaires, etc.). Ces accusations ont plus de crédit et méritent d'être examinées. Nous allons le faire rapidement.

Introduits par l'estomac, l'acide phénique et le salicylate peuvent provoquer des troubles gastriques ; éliminés très activement par les reins, ils peuvent amener des troubles rénaux ; entraînés dans le torrent circulatoire, ils peuvent par lui agir sur le cerveau et les autres viscères et exercer une influence sur leur nutrition.

A-t-on donné des preuves que les deux agents dont nous nous occupons aient une action nuisible sur les divers organes dont nous venons de parler ? Après avoir examiné les faits publiés nous ne craignons pas de répondre par la négative.

Il est vrai que souvent l'estomac accepte mal le salicylate ou l'acide phénique et que des nausées ou même des vomissements surviennent. Ce sont là des troubles tout à fait passagers, sans importance et qui indiquent d'administrer le médicament par une autre voie. Ils cessent dès qu'on renonce à l'administration par la voie stomacale

Les troubles rénaux seraient plus graves s'ils étaient
démontrés, mais, après un examen attentif, nous ne craignons
pas de dire non seulement que leur fréquence a été singulière-
ment exagérée, mais que leur existence n'a même pas été
établie. Sans doute on a publié des observations de fièvre
typhoïde, de rhumatisme, de variole, etc., traitées par l'acide
phénique ou le salicylate et dans le cours desquelles l'albuminurie était apparue, mais jamais on n'a prouvé que cette
complication fût due au traitement. Il ne faut pas oublier en
effet que l'albuminurie est commune dans toutes les fièvres,
quel que soit le traitement suivi, et que ce serait une grave
faute d'en faire porter la resposabilité à un seul. Pour que cette
appréciation fut légitime il faudrait établir, en s'appuyant sur
un grand nombre de faits, que l'albuminurie est sensiblement
plus fréquente lorsque les malades sont traités par les deux
agents dont nous nous occupons. Or, ce travail n'a pas été fait.
On a bien publié des observations isolées, mais elles ne prouvent
pas puisque, jusqu'ici, nous n'avons aucun moyen de distinguer
l'albuminurie qui serait le fait de la maladie de celle qu'il faudrait
attribuer au traitement. Depuis que nous nous occupons de
l'acide phénique et du salicylate nous avons été toujours attentif à ce sujet et nous croyons pouvoir dire que souvent, sous
nos yeux l'albuminurie est apparue chez les malades phéniqués
ou salicylés, qu'elle s'est développée a décru et finalement
disparu sans qu'aucune modification eût été apportée au traite-
ment(1). Peut-on donner une meilleure preuve que cette albuminurie était sous la dépendance de la maladie et non de la
médication? Mais, dira-t-on, on ne peut nier que ces deux
agents ne traversent les reins et n'entrainent d'importantes
modifications de l'urine. Que sont ces modifications sinon
l'indice des altérations dont l'organe sécréteur est le siège?
Il est vrai que l'on a signalé aussi la polyurie comme fréquente

---

(1) Voir deux faits cités dans la thèse de M. Bels et un autre cité par M. Hallopeau.

pendant la convalescence des malades phéniqués ou salicylés.

Ces faits, nous les avons nous-mêmes constatés et signalés , mais ils sont loin d'avoir la signification. grave qu'on leur attribue. La coloration noire que beaucoup d'auteurs considèrent comme un signe d'intoxication ne signifie rien , sinon que l'acide phénique passe dans les urines (¹). Elle n'a pas plus de valeur que la coloration verdâtre chez les malades qui ont absorbé de la santonine ou l'odeur spéciale chez ceux qui ont pris de la thérébentine ou mangé des asperges, aussi conseillons-nous de ne pas s'en préoccuper.

Quant à la polyurie elle signifie moins encore. C'est un fait banal qui se produit pendant la convalescence de toutes les maladies graves. Nous avions cru d'abord qu'il était particulier aux malades traités par l'acide phénique et le salicylate et nous l'avions aussitôt publié ; mais depuis, une observation plus attentive nous a montré que la polyurie se produit fréquemment pendant la convalescence des maladies graves, quel qu'ait été le traitement, aussi estimons-nous qu'elle ne doit plus figurer au nombre des complications observées.

Il ne reste donc rien de ces complications rénales si redoutées que l'obligation pour le médecin de surveiller attentivement la fonction urinaire, parce que c'est par les reins que l'acide phénique et le salicylate doivent s'éliminer.

Après les troubles rénaux ce sont les troubles cérébraux qui ont le plus d'importance. Ils varient depuis le simple bourdonnement d'oreilles jusqu'aux convulsions, aussi convient-il d'examiner dans quelles conditions ils se produisent et s'ils ne peuvent pas être évités.

Les bourdonnements d'oreilles accompagnés d'un peu de surdité sont fréquents après l'administration du salicylate, mais ils ne sont pas plus prononcés , ni plus durables, ni plus

---

(1) Nous ne saurions nous lasser de dire que la mélanurie n'est pas un signe d'intoxication , car les médecins qui ont tenté de faire usage d'acide phénique se sont toujours arrêtés effrayés dès que les urines sont devenues noires.

constants que pendant la médication quinique, et on ne s'en
préoccupe guère lorsque le sulfate de quinine est indiqué. Ils
ne doivent pas davantage empêcher de recourir à la médication salicylée. Si on est obligé d'augmenter les doses, la
surdité deviendra plus grande et les bourdonnements plus
pénibles, mais cela se produit encore lorsqu'on donne de fortes
doses de quinine et n'y fait pas renoncer. Il en sera de même
pour le salicylate. Que de médicaments on administre sans
crainte tous les jours qui ont des effets physiologiques plus
prononcés et plus inquiétants! Nous ne citerons que l'opium,
la belladone, le chloral, le chloroforme, etc. Les troubles
cérébraux qu'ils entraînent les ont-ils fait abandonner? Non
certes, car pour plusieurs, ce sont même les troubles cérébraux
qui sont le fondement de leur action thérapeutique. Aussi
n'hésitons-nous pas à dire que jamais ils ne doivent empêcher
de recourir à la médication salicylée si elle est indiquée.

Contre l'acide phénique on a fait de plus graves objections.
D'abord les doses qu'on doit administrer pour obtenir
des effets antipyretiques ou analgésiques, sont très supérieures
à ce que les auteurs indiquaient jusqu'ici comme dose maxi-
mum, en second lieu des accidents positifs ont été signalés.
Il a dès lors été facile et en apparence légitime, d'en conclure
que la médication phéniquée est dangereuse et expose à des
accidents toxiques. Voyons ce que valent ces assertions.

Nous dirons d'abord que c'est d'une manière tout-à-fait
arbitraire que les doses *maxima.* ou *minima* de divers médicaments ont été fixées. Cela est particulièrement vrai de
l'acide phénique, qu'on n'avait pas osé administrer avant nous
à une dose supérieure à 50 centigr. ou un gramme et cela
sans aucun motif. Ces doses étaient données sans criterium
et presque sans but ; on recherchait des effets antiseptiques et
on ne possédait aucun moyen de reconnaître s'ils avaient été
obtenus. Du reste jamais on n'avait signalé aucun accident.
Des accidents et la mort même n'avaient été constatées qu'a-
près l'administration criminelle de doses énormes (15, 20, 25
gr. en une fois).

Depuis que nous avons donné l'acide phénique contre la fièvre et que nous avons contrôlé ses effets, le thermomètre à la main il a été possible de mesurer, de la manière la plus précise, l'action de ce médicament et d'apprécier la dose nécessaire pour obtenir le résultat poursuivi. Jamais la fièvre qu'elle qu'en fût la nature, n'a résisté. Toujours nous avons abtenu la défervescence, plus ou moins prompte, plus ou moins durable, suivant la dose administrée. Pour déterminer les doses, la résistance de la fièvre appréciée par le thermomètre, a été notre seul guide; toujours nous avons commencé par des doses moyennes que nous avons progressivement augmentées si la température ne cédait pas. En suivant cette méthode nous n'avons jamais eu d'accidents à regretter.— Ils n'ont été observés que lorsque la dose nécessaire pour faire tomber la température avait été dépassée. Or cela ne peut arriver si on procède avec prudence et si on a soin de n'augmenter les doses que progressivement.

En résumant les très nombreuses observations prises depuis plusieurs années dans notre service nous constatons que l'hypothermie n'a été produite que quatre fois et chaque fois c'était au début du traitement parce que sans avoir tâté la la susceptibilité des malades, on leur avait administré des doses trop fortes. — Depuis notre attention a été éveillée et jamais pareil accident ne s'est reproduit dans notre service.

Quant aux convulsions, nous avons eu l'occasion de le dire ailleurs [1], elles n'ont été observées qu'une fois, après l'administration de 5 grammes d'acide phénique en un seul lavement. Elles ne se sont plus reproduites depuis. Dans les expériences que nous avons faites sur des chiens, il a fallu toujours donner de 2 à 4 grammes d'acide phénique, selon la taille de l'animal, pour produire des convulsions.

Nous pouvons donc dire que l'administration de l'acide phé-

---

[1] **Voir** dans le *Journal des Sciences médicales*, 1881, notre réponse à M. Raymond et notre réponse à **M.** Glénard.

nique et celle du salicylate de soude ne présentent aucun danger, si on se borne à les administrer aux doses nécessaires pour produire l'abaissement de la température cu la cessation des douleurs. Ces doses ne peuvent être déterminées d'avance; elles varient avec chaque sujet et avec chaque fièvre, aussi nous garderons-nous de donner des chiffres qui seraient au-dessus ou au-dessous de la vérité. Le médecin se trouve en présence d'une indication à remplir, il a en main le moyen d'y satisfaire : c'est à lui de s'en servir hardiment. Notre expérience nous permet de le rassurer contre les dangers qu'il pourrait redouter. On court moins de risques en calmant les douleurs atroces d'un rhumatisant par le salicylate, ou la fièvre ardente d'un typhique par le phénol, qu'en endormant un opéré par le chloroforme.

PRINCIPAUX TRAVAUX DE L'AUTEUR :

De la nature de l'endocardite ulcéreuse. — Paris, Delahaye, 1871.

De la péritonite rhumatismale (*Société médicale d'émulation* et *Union médicale*, 1872).

Des paralysies périphériques (Thèse d'agrégation).— Paris, Delahaye, 1875.

De l'intoxication saturnine (*Revue scientifique de Bruxelles*, 1877).

Histoire sanitaire des fabriques de céruse à Lille, depuis 1866 jusqu'à 1878 (Extrait des *Annales d'hygiène publique*, 1878).

De l'atrophie musculaire dans la péri-arthrite scapulo-humérale (*Gazette hebdomadaire*, Paris, 1878).

Note sur deux cas de rhumatisme articulaire graves traités par le salicylate de soude (Ibid., 1878).

Métalloscopie et Métallothérapie (*Revue scientifique de Bruxelles*, 1878).

Des localisations cérébrales (Ibid., 1878).

Des pseudo-exanthèmes aigus rhumatismaux (*Journal des Sciences médicales de Lille*, 1879).

Des localisations cérébrales; faits négatifs (Ibid., 1879).

Applications de l'électricité au diagnostic et au traitement des maladies (*Journal des Sciences médicales de Lille*, 1879).

Note sur deux cas de fièvre puerpérale (*Revue médicale*, 1879).

Fonte purulente des ganglions cervicaux simulant un mal de Pott (Ibid.).

Dégénérescence caséeuse des organes génitaux, tuberculisation pulmonaire, abdominale et méningée consécutives (Ibid.).

Note sur un cas d'anévrisme de l'aorte comprimant la bronche gauche et ayant amené une dilatation des bronches limitée à un côté (communiquée à la Société médicale des hôpitaux de Paris et insérée dans l'*Union médicale*, 1879).

Note sur un cas de rupture de l'aorte dans le péricarde, suivie d'apoplexie pulmonaire (Ibid.).

Hémi-atrophie de la face (*Journal des Sciences médicales de Lille*, 1880).

Contagion de la grippe (Ibid.).

Contagion de la rougeole (Ibid.).

De l'acide phénique considéré comme agent antipyrétique; 1er mémoire lu à l'Académie de médecine, le 8 septembre 1880.

Idem; 2e mémoire communiqué le 30 novembre 1880 (*Gazette hebdomadaire* et *Journal des Sciences médicales*).

Acide phénique et bains froids (Ibid.).

Lavages phéniqués intra-utérins (Ibid., 1881).

De l'acide phénique appliqué au traitement de la fièvre; réponse à M. Raymond (*Gazette médicale de Paris*, 1881).

Salicylate de soude et Albuminurie (1882).

Le magnétisme devant la religion et devant la science (1882).

Note sur le traitement des aphonies nerveuses par l'électricité (1882).

LILLE. — IMPRIMERIE L. DANEL.